Anne Marrez
Maggie Od.

Caderno de exercícios para

aceitar seu próprio corpo

Ilustrações de Sophie Lambda

Tradução de Stephania Matousek

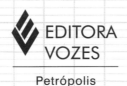

Petrópolis

© Éditions Jouvence S.A., 2014
Chemin du Guillon 20
Case 143 CH-1233 — Bernex
http://www.editions-jouvence.com
info@editions-jouvence.com

Tradução do original em francês intitulado
Petit cahier d'exercices
d'acceptation de son corps

Direitos de publicação em língua portuguesa —
Brasil: 2015, Editora Vozes Ltda.
Rua Frei Luís, 100
25689-900 Petrópolis, RJ
www.vozes.com.br
Brasil

Todos os direitos reservados. Nenhuma parte desta obra poderá ser reproduzida ou transmitida por qualquer forma e/ou quaisquer meios (eletrônico ou mecânico, incluindo fotocópia e gravação) ou arquivada em qualquer sistema ou banco de dados sem permissão escrita da editora.

CONSELHO EDITORIAL

Diretor
Volney J. Berkenbrock

Editores
Aline dos Santos Carneiro
Edrian Josué Pasini
Marilac Loraine Oleniki
Welder Lancieri Marchini

Conselheiros
Elói Dionísio Piva
Francisco Morás
Gilberto Gonçalves Garcia
Ludovico Garmus
Teobaldo Heidemann

Secretário executivo
Leonardo A.R.T. dos Santos

Editoração: Flávia Peixoto
Projeto gráfico: Éditions Jouvence
Arte-finalização: Sheilandre Desenv. Gráfico
Capa/ilustrações: Jean Augagneur
Arte-finalização: Editora Vozes

PRODUÇÃO EDITORIAL

Aline L.R. de Barros
Marcelo Telles
Mirela de Oliveira
Otaviano M. Cunha
Rafael de Oliveira
Samuel Rezende
Vanessa Luz
Verônica M. Guedes

Conselho de projetos editoriais
Isabelle Theodora Martins
Luísa Ramos M. Lorenzi
Natália França
Priscilla A.F. Alves

ISBN 978-85-326-5092-4 (Brasil)

ISBN 978-2-88911-499-3 (Suíça)

Este livro foi composto e impresso pela
Editora Vozes Ltda.

Dados Internacionais de Catalogação na Publicação (CIP)
(Câmara Brasileira do Livro, SP, Brasil)

Marrez, Anne
    Caderno de exercícios para aceitar seu próprio corpo / Anne Marrez, Maggie Oda ; ilustrações de Jean Augagneur ; tradução de Stephania Matousek. — Petrópolis, RJ : Vozes, 2015. — Coleção Cadernos: Praticando o Bem-estar)

    Título original : Petit cahier d'exercices d'acceptation de son corps.

    7ª reimpressão, 2024.

    ISBN 978-85-326-5092-4

    1. Autoaceitação 2. Complexos (Psicologia) 3. Imagem do corpo
I. Oda, Maggie. II. Augagneur, Jean. III. Título. IV. Série.

15-06110

CDD-155.2

Índices para catálogo sistemático:
1. Imagem do corpo : Psicologia individual   155.2

« A satisfação interior é, na verdade, o que de maior podemos esperar. »
(Baruch de Espinosa)

O título deste caderno de exercícios chamou sua atenção. Seja bem-vindo(a)!

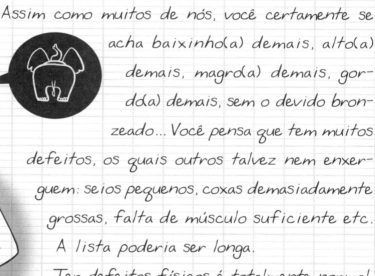

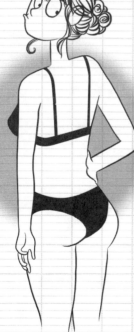

Assim como muitos de nós, você certamente se acha baixinho(a) demais, alto(a) demais, magro(a) demais, gordo(a) demais, sem o devido bronzeado... Você pensa que tem muitos defeitos, os quais outros talvez nem enxerguem: seios pequenos, coxas demasiadamente grossas, falta de músculo suficiente etc. A lista poderia ser longa.

Ter defeitos físicos é totalmente normal, mas às vezes eles se tornam uma fonte de insatisfação corporal. O fato de não aceitá-los pode dar origem a um grande sofrimento.

Neste caderno, sugerimos vários exercícios para ajudar você a se conscientizar, compreender e tomar distância das suas dificuldades. Gostaríamos de ajudar você a reconsiderar sua aparência física e aceitar a si mesmo(a) como você é, com suas qualidades e defeitos. Desejamos que você possa levar uma vida de acordo com seus valores mais fundamentais, sem sentir sistematicamente um bloqueio com relação à sua aparência física.

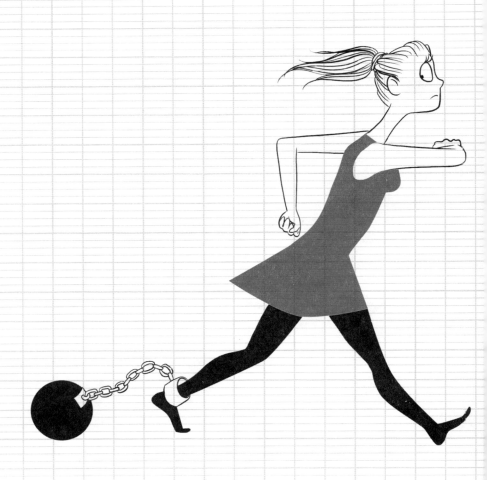

Introdução

Definição de imagem do corpo e insatisfação corporal

A imagem do corpo é a representação mental que a pessoa tem do seu corpo e da atração do mesmo. Ela resulta de interações entre o corpo, o psiquismo, a história da pessoa e o ambiente ao seu redor.

Em 1992, um pesquisador (Thompson) explicou que a avaliação negativa que fazemos do nosso corpo resulta de três componentes:

↗ **O componente perceptual** (ou distorção corporal): é o grau de inexatidão em que o indivíduo percebe seu corpo.

Por exemplo: "Eu me vejo como uma pessoa gorda e feia".

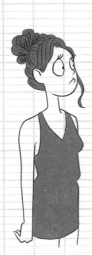
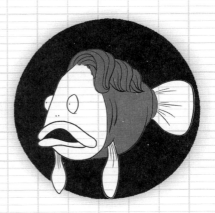

➜ **O componente atitudinal** (ou insatisfação corporal): é a falta de satisfação, preocupação, avaliação cognitiva negativa e ansiedade sentida com relação ao seu próprio corpo.

Por exemplo: "Eu me sinto mal com essa marca de nascimento, ela vai estragar a minha vida".

➜ **O componente comportamental**: é, entre outros, o fato de evitar situações que deixam você pouco à vontade com o seu corpo ou ainda outros comportamentos nocivos, tais como se comparar, corrigir sua aparência de maneira excessiva...

Por exemplo: "Costumo fugir quando me vejo no espelho".

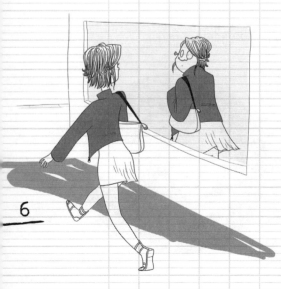

Ela é a expressão afetiva de uma experiência corporal negativa e geralmente se apresenta quando há uma diferença demasiadamente grande entre a realidade e a imagem que você tem do seu corpo. Por conseguinte, o seu corpo parece muito distante do corpo ideal. Essa imagem se torna então uma fonte de sofrimento e apreensão.

Percebendo a si mesma(a)

O quão insatisfeito(a) eu sou?

Vamos fazer um balanço sobre a sua insatisfação corporal. Responda a algumas perguntas para avaliar se você sofre de insatisfação corporal e, se for o caso, em que medida. Para isso, envolva os números que correspondem às suas respostas e, em seguida, calcule o resultado total, somando todos os pontos que você fizer.

	Nunca	Raramente	Às vezes	Frequentemente	Sempre
1. Quando me olho no espelho, sinto vergonha	0	1	2	3	4
2. Acho que não tenho qualidades físicas	0	1	2	3	4
3. Tenho orgulho do meu corpo	4	3	2	1	0
4. Tenho inveja do corpo dos outros	0	1	2	3	4
5. Penso em fazer uma cirurgia plástica	0	1	2	3	4
6. Dou muita importância à opinião dos outros sobre mim	0	1	2	3	4

	Nun-ca	Rara-mente	Às vezes	Frequen-temente	Sem-pre
7. Gosto do que represento quando saio em fotos	4	3	2	1	0
8. Costumo comparar minha aparência com a das pessoas que vejo nas revistas	0	1	2	3	4
9. Gosto do que vejo quando me olho no espelho	4	3	2	1	0
10. Gosto de comprar roupas para mim	4	3	2	1	0
11. Sempre me digo que, se eu pudesse, mudaria muitas coisas na minha aparência	0	1	2	3	4
12. Eu me acho bonito(a)	4	3	2	1	0
13. Gostaria de parecer outra pessoa	0	1	2	3	4
14. Eu me preocupo com a minha aparência	0	1	2	3	4
15. Sinto repulsa pelo meu corpo	0	1	2	3	4
16. Eu seria mais feliz se tivesse outra aparência	0	1	2	3	4
17. Acho os outros mais bonitos do que eu	0	1	2	3	4

Resultado total : ..../68

Resultados:

Se o seu resultado estiver entre 0 e 17, você não sofre de insatisfação corporal. Você é uma pessoa livre e se sente bem com o seu corpo. Não caiu na armadilha dos ditames da beleza. Aceita a si mesmo(a) como você é, apesar das suas imperfeições físicas. Cuida do seu corpo e da sua saúde. Mantém boas relações com os outros.

Se o seu resultado estiver entre 18 e 34, você tem preocupações moderadas quanto à sua aparência. Certas situações podem deixá-lo(a) pouco à vontade. Algumas imperfeições corporais localizadas o(a) fazem sofrer. Você com certeza encontrará soluções nas próximas páginas.

Se o seu resultado estiver entre 35 e 68, sua insatisfação corporal provoca muito sofrimento. Ela atrapalha suas relações com os outros e o(a) incomoda no cotidiano. Seu corpo o(a) limita e até aprisiona. Incentivamos você a prosseguir com a leitura deste caderno e fazer os exercícios propostos. Mais tarde, é altamente aconselhável continuar praticando. Essa nova experiência lhe trará mais satisfação corporal.

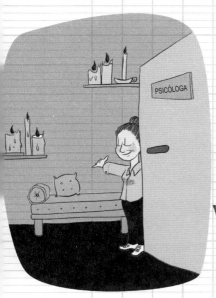

Se o seu sofrimento for grande, não hesite em consultar um profissional que possa amparar e ajudar você em sua busca por maior bem-estar.

E os outros? O quão insatisfeitos eles estão?

Diferentes pesquisas mostram que a maioria de nós sente uma certa insatisfação corporal. Vejamos que aspectos causam tal insatisfação para os homens e para as mulheres de modo geral:

Estudo de 1996

	Homens	Mulheres
Abdômen	63 %	71 %
Quadril/coxas/nádegas	29 %	61 %
Peito/tórax	38 %	34 %
Peso	52 %	66 %
Musculatura	45 %	57 %
Altura	16 %	16 %
Rosto	N.D.*	N.D.*
Aparência geral	43 %	56 %

*N.D. significa dados não disponíveis
Fonte: Trecho tirado de CASH, T.F. *The Body Image Workbook*: An 8-Step Program for Learning to Like your Looks.

Como podemos ver neste quadro, tanto para as mulheres quanto para os homens, o peso e o abdômen são as partes do corpo de que eles menos gostam. As mulheres temem ser gordas demais, enquanto os homens temem tanto ser gordos demais quanto magros demais - enfim, não ter músculos o bastante.

No que diz respeito ao peso, 50% das mulheres e 40% dos homens que pensam estar acima do peso têm, na verdade, um peso saudável. Outras insatisfações giram em torno de rugas, verrugas, cicatrizes, manchas, acnes, vermelhidões, palidez excessiva, cabelo (fino ou ralo), nariz, órgãos genitais...[1]

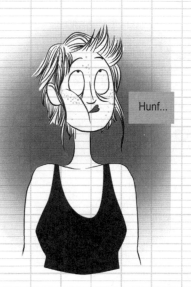

Hunf...

A imagem do corpo é uma visão das coisas, que pode corresponder ou não à realidade. O problema é quando uma insatisfação corporal se torna obcecante e se intensifica a cada ano que passa, criando assim um sofrimento.

---

[1] Inspirado em TIGNOL, J. *Les défauts physiques imaginaires*. Paris: Odile Jacob, 2006.

Descobrindo minha imagem, repleta de nuances

Vamos descobrir juntos qual é a sua imagem corporal

Neste primeiro exercício, **avalie o seu grau de satisfação de 0 a 10** (de muito insatisfeito até muito satisfeito) quanto às diferentes partes do corpo indicadas no desenho abaixo (rosto, testa, olhos, nariz, boca, bochecha, queixo, orelhas, cabelo, peito, antebraço, bíceps, cotovelo, panturrilha, coxa, tornozelo, joelho, pé, mão, ombro, pescoço, bacia/quadril, outro: ...). Dê a cada uma delas uma nota de 0 a 10.

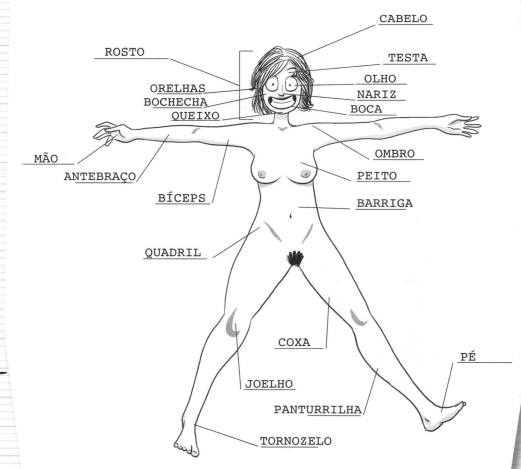

Para fazer o segundo exercício, pegue dois lápis de cor. **Pinte** com uma das cores as diferentes partes do seu corpo que o(a) deixam muito insatisfeito(a) e às quais você deu uma nota inferior ou igual a 3. Com o outro lápis de cor, faça o mesmo com as partes do seu corpo que tiverem recebido uma nota superior ou igual a 4. Seja bondoso(a) e indulgente consigo mesmo(a).

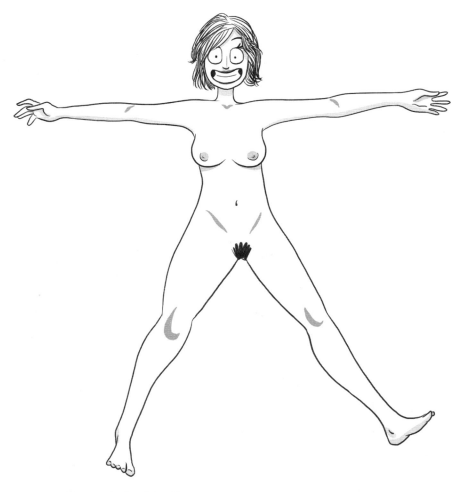

O que você constatou?
....
....

Isso mesmo, aquele corpo bicolor é realmente o seu, com partes de que você gosta mais e partes de que você gosta menos. Olhar o seu corpo de forma mais global permite que você não julgue o seu corpo em termos de "tudo ou nada" e "feio ou bonito" e constate que há partes mais bonitas e outras menos bonitas. Já é um primeiro passo no caminho da reconciliação com o seu corpo, que é cheio de nuances. Você talvez tenha virado a página sem ter realizado o exercício. Aconselhamos você a voltar e tirar alguns instantes para fazê-lo. Ele lhe permitirá dar o primeiro passo em direção a um maior bem-estar.

Como minha imagem corporal foi construída?

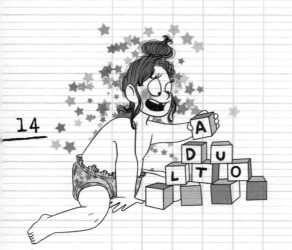

Não há nada mais chato do que estar incomodado(a) sem saber o porquê. Logo, procure descobrir as razões pelas quais você faz o que faz e sente o que sente com relação à sua aparência. Ninguém acorda um dia e diz a si mesmo, de uma hora para outra, que o seu corpo não é como gostaria que fosse. Em geral, o indivíduo já sente isso há algum tempo. Com frequência, o mal-estar começa na infância.

Existem diferentes fatores que nos levam a alimentar uma visão positiva e satisfatória do nosso corpo ou, ao contrário, menos satisfatória. Antes de tudo, há influências históricas, ou seja, forças do passado que fazem com que você perceba a sua aparência da forma como você a percebe hoje.

Em seguida, influências atuais, isto é, experiências cotidianas que determinam como você se sente, pensa e se comporta com a sua aparência física. Elas podem contribuir ou não para manter a sua insatisfação corporal.

Trata-se, por exemplo, de influências familiares, pessoas consideradas como modelos, zombarias, consequências ligadas ao crescimento, envelhecimento, maternidade, um acidente ou problema de saúde... A moda e a mídia também influenciam a imagem corporal ao nos bombardearem com imagens artificiais, que supostamente representam a beleza, e acentuando o papel da beleza como fonte de felicidade. Elas concedem assim uma quota de mercado cada vez maior aos produtos cosméticos e à cirurgia plástica.

Por conseguinte, as preocupações corporais não afetam somente as mulheres, mas também as crianças, adolescentes, homens e pessoas de uma certa idade.

Você talvez vá descobrir que a imagem negativa que você tem do seu corpo surgiu muito cedo ou que ela se exacerbou em diferentes momentos-chave da sua vida.

Construa a sua linha da vida: anote em uma linha do tempo os acontecimentos que possam ter influenciado a sua percepção corporal. Escreva também a maneira como você percebia a sua imagem corporal naquele momento. **Como você era fisicamente em cada período da sua vida mencionado abaixo? O que mais influenciava seus sentimentos com relação à sua aparência?**

Minha linha da vida

tenra infância	8 anos	infância	12 anos	pré-adolescência

Corpo: **Corpo:** **Corpo:**

Acontecimento: **Acontecimento:** **Acontecimento:**

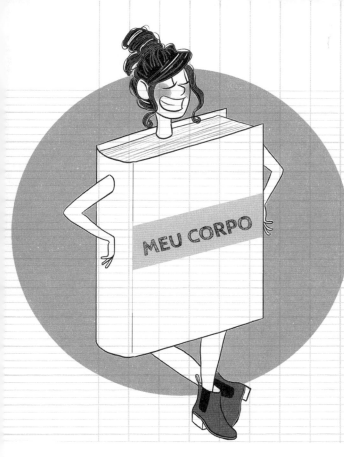

Muito melhor do que uma página lisa e vazia que não teria nada a revelar, o corpo conta uma história, a sua história...

15 anos		21 anos	
	adolescência		idade adulta
Corpo:		Corpo:	
Acontecimento:		Acontecimento:	

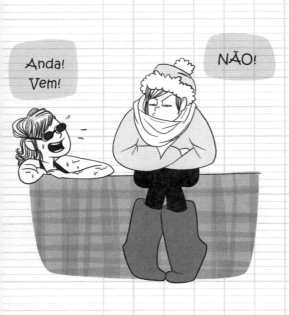

Fazendo meu balanço

Uma imagem negativa do corpo pode influenciar vários âmbitos da sua vida e:

 diminuir a autoestima
provocar ansiedade nas suas relações sociais
 acarretar dificuldades nas relações sexuais
estar ligada à depressão
 causar problemas alimentares

E você? Faça o seu balanço.

....
....
....
....

Quais são as consequências da sua insatisfação corporal nos diferentes âmbitos da vida citados?

....
....
....
....
....

Consequências a curto prazo	Consequências a longo prazo
Por exemplo: · Perco muito tempo me arrumando toda manhã. · Nunca vou à piscina para evitar me sentir mal, apesar de meus amigos sempre me convidarem.	Por exemplo: · Sou duro(a) comigo mesmo(a). · Recuso convites e, assim, acabo me isolando. · De tanto me questionar sem parar, estou cansado(a) e triste, tendo desenvolvido uma péssima imagem de mim.

Você talvez se dê conta de que as preocupações corporais trazem poucos benefícios e culminam em uma imagem negativa do corpo que pode custar caro. Se você estiver disposto(a) a agir, o **Caderno de exercícios para aceitar seu próprio corpo** lhe dará meios para você entrar em ação e melhorar a sua satisfação corporal.

Meu calendário

Vamos parar um pouco e analisar a situação...
Como você está se sentindo aqui e agora?

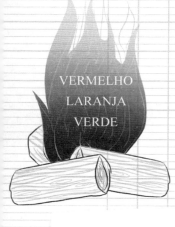

Vermelho: seu grau de insatisfação corporal de hoje é superior ou igual a 7 em uma escala de 0 a 10.

Laranja: seu grau de insatisfação corporal de hoje está entre 4 e 6 em uma escala de 0 a 10.

Verde: seu grau de insatisfação corporal de hoje é inferior ou igual a 3 em uma escala de 0 a 10.

Anote a cor do momento aqui:
....
....
....

Sugerimos que você realize este exercício todo dia, preenchendo um calendário, por exemplo. Ele servirá para fazer um balanço sobre a sua insatisfação corporal, bem como avaliar seus progressos ao longo das semanas e meses que virão pela frente.

Meus sentimentos

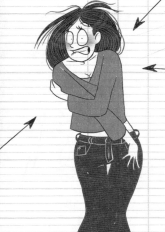

Eu, os outros e as palavras

Sua imagem corporal provoca um sofrimento que está ligado à maneira como você percebe a si mesmo(a), mas às vezes também à maneira como os outros o(a) percebem. Palavras ofensivas e até insultos já foram expressos com relação ao seu corpo, por você ou pelos outros.

Da mesma forma, certas palavras, à primeira vista inofensivas (associadas à sua insatisfação corporal), adquiriram uma conotação negativa ao longo do tempo e passaram a suscitar emoções desagradáveis. Logo, você evita utilizar tais termos.

Faça uma lista das palavras dolorosas ligadas ao seu corpo, preenchendo o quadro da próxima página.

Exemplo:

Formas como eu me insulto	Termos que os outros já empregaram para me insultar	Palavras que eu evito utilizar
Exemplo para uma pessoa com excesso de peso: "Eu sou nojento(a)".	"gordo(a)"	Uma tonelada Um elefante 105 kg

Agora é com você:

Formas como eu me insulto	Termos que os outros já empregaram para me insultar	Palavras que eu evito utilizar

O que você sente em face destas palavras e termos?

Com o auxílio do leque emocional a seguir, tente determinar com precisão seus sentimentos, envolvendo as emoções experimentadas.

Circule de azul as emoções sentidas diante das palavras que você evita utilizar ao falar, de verde as emoções vivenciadas com relação às formas como você se insulta e de vermelho as emoções experimentadas em face dos insultos expressos pelos outros a seu respeito.

vergonha   raiva   desespero   mal-estar

humilhação   tristeza   pânico

angústia   desprezo   ansiedade

decepção   solidão

desconforto   desgosto   constrangimento

ira   culpa   medo   frustração

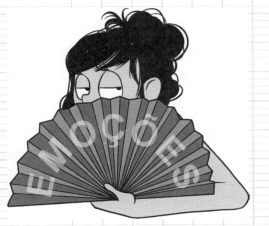

Para aceitar as emoções que nascem dentro de você, dê-se o direito de expressar sua vivência emocional dolorosa e aliviar seu sofrimento. Pegue alguns lápis e dê rédea solta às suas emoções.

Deposite-as dentro do quadro abaixo através de um texto, desenho ou criação pessoal...

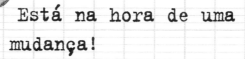

Está na hora de uma mudança!

Você provavelmente evita dizer palavras que adquiriram uma conotação negativa ao longo do tempo. Comece, de forma progressiva, reutilizando, em seus devidos contextos, as palavras que o(a) deixam constrangido(a). Quanto mais elas forem reutilizadas, menos elas terão o poder de desestabilizar você. Uma palavra não passa de uma palavra. É assim que a sua autoconfiança ficará fortalecida.

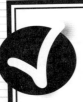 **Meu compromisso**

Eu me comprometo a empregar com mais frequência, em seus devidos contextos, as seguintes palavras:

....,
....,
....,
....,
....,

(exemplo: gordo(a), feio(a), velho(a)...)

Da mesma forma, você certamente fica em silêncio quando alguém d(a) insulta.

Como você reagiria hoje aos insultos?

....
....
....
....
....
....

O que você poderia responder?
Reviva a cena, adotando uma posição mais confiante, e anote as falas nos balões abaixo.

O que o agressor lhe disse:

Anote aqui a sua resposta:

ex: "E daí?"

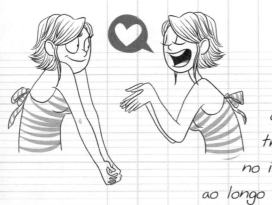

Você merece respeito – de si própri(a) e dos outros. No capítulo "Falando consigo mesm(a)", você aprenderá a transformar a sua linguagem interior, no intuito de não se insultar mais. Assim, ao longo do tempo, você aperfeiçoará um discurso mais tolerante para consigo mesm(a).

Pare um instante e faça os exercícios sugeridos com bastante calma. É importante praticar, não basta apenas ler!

Eu e minha imagem no cotidiano

Vamos nos concentrar no AQUI e AGORA.

Sua imagem corporal atualmente faz você passar por uma experiência emocional difícil. Essa experiência emocional está diretamente ligada à presença de pensamentos e comportamentos inadequados. Ao modificá-los, você atenuará o sentimento doloroso que (a) faz sofrer com relação ao seu próprio corpo. Para facilitar a tarefa, observe o esquema a seguir: o triângulo emoção-pensamento-comportamento das experiências da imagem do corpo:

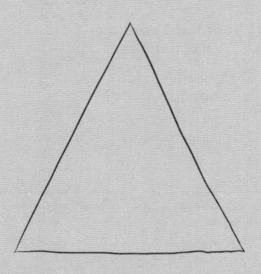

Você pode constatar a partir deste esquema que seus comportamentos e pensamentos influenciam diretamente a sua vivência emocional. A primeira etapa consiste em tomar consciência dos pensamentos e comportamentos que fazem você sofrer. Observe-se no cotidiano e preste atenção aos pensamentos, comportamentos e emoções que (a) torturam. Utilize o quadro a seguir para anotar suas observações dia após dia. Não se esqueça de uma coisa muito importante: ser bondoso(a) consigo mesmo(a)!

Quadro de auto-observação

Dia	Acontecimentos, situações Quem? O quê? Quando? Onde?	Convicções, pensamentos O que eu me digo, o que passa pela minha cabeça
Domingo		
Segunda	ex: Um amigo meu me convida para ir à piscina com ele.	ex: Ah, não! Eu me sinto muit feio(a) e gordo(a) demais, to o mundo vai ficar me olhando.
Terça		
Quarta		
Quinta		
Sexta	ex: Tem uma aula de ginástica que me interessa	ex: Ah, não! Não vou, eu me sinto velho(a) demais, não vc conseguir acompanhar.
Sábado		

Emoções	Comportamentos
O que eu sinto	O que eu decido fazer e dizer ou não fazer e não dizer para encarar a situação
ex: Sinto uma angústia.	ex: Não vou à piscina e invento uma desculpa.
ex: Sinto uma tristeza.	ex: Não vou à aula de ginástica e fico sozinho(a) em casa.

Nos próximos capítulos, você aprenderá a modificar suas convicções e comportamentos inadequados e substituí-los por outros, mais adaptativos e promissores, no intuito de manter uma relação mais sadia com o seu corpo.

Observar-se no cotidiano pode parecer chato e mesmo desagradável, mas, pouco a pouco, isso lhe permitirá conhecer e compreender melhor a si mesm(a). Depois, você poderá mudar e sentir um maior bem-estar. Tire um instante para realizar este exercício e preencher as colunas com bastante calma.

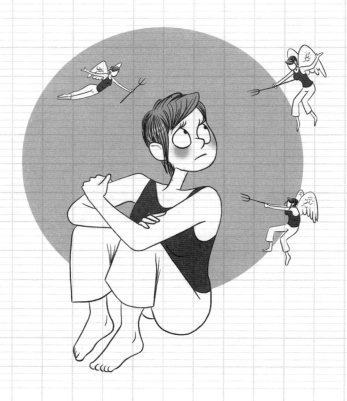

Falando consigo mesmo(a)

> "O que perturba os homens não são as coisas, mas sim os juízos que eles fazem sobre as coisas."
> — Epíteto

Seus pensamentos e juízos influenciam seu sofrimento emocional. De fato, você sente o que você pensa. Portanto, é importante modificar a sua linguagem interior – seus pensamentos – e aprender a falar consigo mesmo(a) de outra forma.

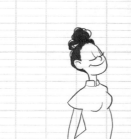
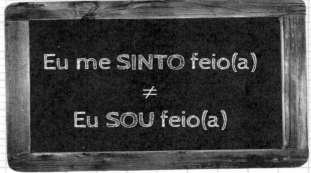

Eu me SINTO feio(a) ≠ Eu SOU feio(a)

Em termos de imagem do corpo, existem "pseudoverdades" que parecem tão óbvias que você nem imagina que elas possam estar erradas. Alimentar convicções e pensamentos equivocados sobre a aparência corporal acarreta um suplício emocional.

Para ajudar você a identificar tais pensamentos inexatos e convicções incorretas, veja a seguir dois exercícios*:

---

* Inspirado em CASH, T.F. *The Body Image Workbook*: An 8-Step Program for Learning to Like your Looks. Oakland: New Harbinger Workbooks, 1997. Trecho adaptado para a nossa prática.

O verdadeiro e o falso:

Veja a seguir 17 convicções que causam impacto na maneira como você percebe a si mesmo(a) fisicamente. Três quartos das pessoas que aderem a hipóteses erradas têm uma imagem corporal mais negativa do que aquelas que duvidam delas. Anote ao lado de cada uma das convicções se você as considera como verdadeiras ou falsas:

Olhe as respostas após terminar o exercício.

1. Pessoas fisicamente atraentes são mais felizes.	**Verdadeiro Falso**
2. A primeira coisa em que as pessoas vão reparar é o que tem de errado na minha aparência. Todo o mundo só enxerga o meu defeito.	**Verdadeiro Falso**
3. Preocupar-se com o fato de não ser 100% perfeito é pior do que não ser perfeito.	**Verdadeiro Falso**
4. A aparência física de alguém mostra uma parte do seu valor.	**Verdadeiro Falso**
5. Ter sucesso na vida depende mais de personalidade, inteligência, escolhas e sorte do que de aparência.	**Verdadeiro Falso**
6. As pessoas ganham uma consideração especial dos outros por suas qualidades interiores.	**Verdadeiro Falso**
7. Se eu pudesse ser como eu gostaria de ser, minha vida seria muito mais feliz.	**Verdadeiro Falso**
8. Se as pessoas soubessem qual é a minha verdadeira aparência, elas gostariam menos de mim.	**Verdadeiro Falso**
9. A aparência não impede ninguém de ser feliz, mas querer ser diferente, sim.	**Verdadeiro Falso**

10. Os outros estão mais preocupados com seus próprios defeitos físicos do que com os meus.	**Verdadeiro Falso**
11. Ao controlar minha aparência, posso controlar minha vida social e emocional.	**Verdadeiro Falso**
12. Minha aparência é responsável, em grande parte, pelo que já me aconteceu na vida.	**Verdadeiro Falso**
13. O tempo e os acontecimentos da vida podem mudar a aparência, para pior ou para melhor. A beleza é um frágil alicerce para a autoestima.	**Verdadeiro Falso**
14. Sempre devo fazer tudo o que eu puder para ter a melhor aparência possível, senão é como um fracasso.	**Verdadeiro Falso**
15. Os atos são mais marcantes do que a aparência. São eles que realmente dizem quem eu sou para as pessoas.	**Verdadeiro Falso**
16. As mensagens da mídia não me dão a possibilidade de ficar satisfeito(a) com a minha aparência.	**Verdadeiro Falso**
17. O único jeito de eu gostar da minha aparência é modificando-a.	**Verdadeiro Falso**

Respostas: 1. Falso 2. Falso 3. Falso 4. Falso 5. Falso 6. Verdadeiro 7. Falso 8. Falso 9. Falso 10. Verdadeiro 11. Falso 12. Falso 13. Verdadeiro 14. Falso 15. Verdadeiro 16. Falso 17. Falso

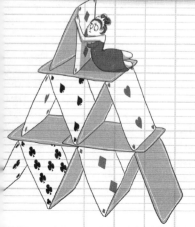

Sem dúvida, algumas dessas convicções são mais fortes do que outras para você. Envolva as que tenham a ver com você pessoalmente. Não se esqueça de repensá-las toda vez em que elas surgirem em seus pensamentos. O fato de aderir a elas de forma "inconsciente" prejudica a sua satisfação corporal.

Brincadeira dos enigmas

Encontre a definição de cada um dos enigmas abaixo dentre os raciocínios errados.

Enigmas

1. Gostar de se culpar
2. Má interpretação da mente
3. Ficar se comparando é um engano
4. Os limites da beleza
5. A bela e a fera
6. O espelho deprimente
7. A luta
8. Um futuro infeliz

Raciocínios errados

A. É como se você percebesse a realidade em preto e branco e não distinguisse mais os matizes de cinza; exemplo: "Eu sou feio(a)"; "Eu sou gordo(a)", em vez de relativizar: "Todo o mundo tem defeitos, partes mais bonitas e outras menos bonitas".

B. É a tendência de comparar a sua aparência com padrões elevados e sair perdendo toda vez. "Quando vejo minha vizinha, que é modelo, sempre penso que sou horrorosa", em vez de se comparar com todas as pessoas banais ao seu redor.

C. É o que chamamos de atenção seletiva. Você se focaliza em uma parte do seu corpo da qual você não gosta e a exagera. "Eu me acho feio(a), porque tenho cabelos brancos; isso deixa meu aspecto físico horrível", em vez de se concentrar no que os outros acham bonito em você.

D. Isso se manifesta quando você conclui, de forma injusta, que certas características físicas das quais você não gosta são diretamente responsáveis pelas dificuldades que você encontra em seu caminho — você transforma sua aparência física em bode expiatório. "Não fui contratado(a) para aquele emprego por causa do meu problema dermatológico", em vez de considerar outras hipóteses explicativas, tais como: "Talvez eles tenham encontrado uma pessoa que corresponde melhor do que eu à vaga oferecida".

E. É uma distorção que leva as pessoas a pensarem: "Se eu me acho feio(a), os outros também devem achar", em vez de reconhecer que você não é vidente. Você não é capaz de ler a mente dos outros. As pessoas podem ter ideias completamente diferentes das suas.

F. É a forma como suas previsões sobre sua aparência vão afetar seu futuro. Você costuma prever que seus defeitos físicos causarão efeitos terríveis na sua vida. Por isso, você nem sempre corre atrás das oportunidades. "Acho que não adianta nada convidá-lo(a) para sair comigo, pois minha aparência vai fazer tudo ir por água abaixo", em vez de tentar a sorte. Se você não experimentar, é claro que vai fracassar. Quem sabe talvez dê certo?

G. É uma distorção que reflete um discurso interior que impede você de fazer certas coisas por causa do seu aspecto físico. Logo, você se proíbe de ir a certos lugares e ver certas pessoas, porque não se acha bonito(a) o bastante. "Meu aspecto físico não permite que eu vá jantar com os colegas importantes do meu marido", em vez de: "Também tenho valor enquanto pessoa, portanto, vou ao jantar". É imprescindível quebrar o hábito de evitar ocasiões, o que alimenta uma imagem negativa de você mesmo(a).

H. É o que chamamos de raciocínio emocional. Por exemplo: "Se me sinto feio(a), é porque sou feio(a)", em vez de pensar que o que você sente nem sempre corresponde à realidade.

Suas respostas

...**/1.** Gostar de se culpar
...**/2.** Má interpretação da mente
...**/3.** Ficar se comparando é um engano
...**/4.** Os limites da beleza
...**/5.** A bela e a fera
...**/6.** O espelho deprimente
...**/7.** A lupa
...**/8.** Um futuro infeliz

Respostas: 1 (D) 4 (G) 7 (C)
2 (E) 3 (B) 6 (H)
5 (A) 8 (F)

Quais enigmas determinam a imagem que você tem do seu corpo?

Identifique e envolva os enigmas que tenham a ver com você. Questione tais raciocínios e adote maneiras de pensar mais construtivas. Modifique seu discurso interior para obter mais satisfação com o seu corpo.

-

-

-

-

-

-

-

-

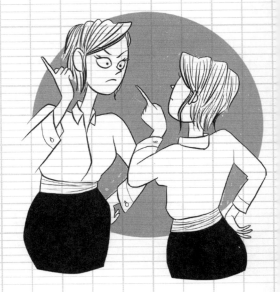

O culto da imagem do corpo existe de fato na cultura e nas relações interpessoais, mas ele existe e cresce principalmente na sua mente! O maior ditador da imagem que você tem do seu corpo é o seu próprio juízo e seus pensamentos sobre a sua aparência. É essencial se conscientizar sobre esses erros de lógica e aprender a raciocinar de outra forma. Só assim sua satisfação corporal vai melhorar.

Adotar uma nova linguagem interior

Hipóteses, interpretações e outros raciocínios equivocados ditam seus sentimentos sobre a sua aparência. Modifique a maneira como você interage consigo mesma(a), no intuito de diminuir suas emoções desagradáveis e, a um prazo mais longo, sua insatisfação corporal. Com esse propósito, apresentaremos um outro quadro de auto-observação cotidiana. Ele é composto de duas colunas adicionais: uma para "criticar" e duvidar dos seus pensamentos e outra destinada a constatar os efeitos sentidos graças a essa reflexão.

Quadro de auto-observação

Dia	Acontecimentos situações Quem? O quê? Quando? Onde?	Convicções, pensamentos O que eu me digo, o que passa pela minha cabeça	Emoções O que eu sinto
Domingo			
Segunda	ex: Eu me olho no espelho.	ex: Que horror. Minha barriga está enorme.	ex: Sinto vergonha e tristeza.
Terça			
Quarta			
Quinta			
Sexta	ex: Estou conversando com uma colega.	ex: Tenho medo de que ela veja a cicatriz na minha mão.	ex: Sinto um incômodo, vergonha e angústia.
Sábado			

Comportamentos O que eu decido fazer e dizer ou não fazer e não dizer para encarar a situação	Argumentos Será que o que eu estou pensando é a realidade? (Argumentos a favor ou contra, criar um novo pensamento)	Efeitos positivos que o novo pensamento provoca nas minhas emoções e comportamentos
ex: Fujo do espelho.	ex: Trata-se de um raciocínio "a bela e a fera". Não sou horrível, a nota que eu me dou, aliás, é 7 em aparência corporal. Estou olhando minha barriga com "a lupa".	ex: Estou me sentindo melhor, não sou tão feio(a) assim, no fim das contas.
ex: Escondo minha mão.	ex: Estou olhando minha cicatriz com "a lupa", Minha colega está conversando comigo e me vendo globalmente, e não olhando apenas a minha mão.	ex: Eu me sinto menos constrangido(a) e tento esconder menos a minha mão.

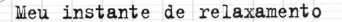

Meu instante de relaxamento

A respiração é a base do bem-estar e do relaxamento. Quando você está estressad(a) ou vivendo uma emoção difícil, com frequência, sem nem se dar conta, sua respiração fica curta e brusca. Ela passa a se localizar apenas na altura do tórax. Dizemos então que a respiração está alta, ofegante, rápida e superficial. Uma respiração sadia, ao contrário, cria raiz na sua barriga. Sentad(a), em pé ou deitad(a), coloque a mão na barriga e escute seu fôlego: deixe sua respiração ir e vir durante alguns instantes, permitindo que ela fique cada vez mais ventral, abdominal, baixa e profunda. Sinta sua barriga levantando e abaixando no ritmo da respiração.

Depois, expire pela boca, expelindo o máximo de ar possível, mas de forma suave, devagar e profundamente. Seu umbigo deve recuar, como se quisesse entrar no seu corpo. Depois, inspire lentamente pelo nariz, estufando a barriga como se fosse uma bolinha. Sinta a parte inferior das suas costas se enchendo também, de tanto que a bolinha adquire volume progressivamente no seu ventre. Expire suavemente pela boca de novo, encolhendo a barriga como se você quisesse colocá-la para dentro do seu corpo. Vivencie cada expiração como uma sensação de liberação e relaxamento. A fase da expiração é mais lenta e longa do que a da inspiração.

Não hesite em praticar duas ou três respirações abdominais durante o dia.

Uma vez que você souber efetuar melhor a respiração abdominal, vá para o próximo exercício: faça uma contagem regressiva de 10 a 0 respirando. Inspire pelo nariz estufando a barriga, segure um pouco o ar e depois diga mentalmente 10 expirando profunda e lentamente pela boca ao mesmo tempo. Faça uma breve pausa de alguns segundos, repita a inspiração abdominal, segure o ar e depois diga mentalmente 9, expelindo o ar pela boca de forma simultânea. Após uma pequena pausa, inspire, segure o ar e diga mentalmente o número 8, expirando profundamente. Continue assim a contagem regressiva: 7, 6, 5, 4, 3, 2, 1, 0, efetuando de modo regular o vaivém respiratório. Sinta um relaxamento tomar conta de você, descontraia seu corpo, expirando. Quando se deparar com situações difíceis, concentre sua atenção na respiração, inspire e expire devagar e profundamente, no intuito de acolher melhor as emoções de sofrimento. Assim, você se sentirá cada vez mais resistente diante do estresse. Faça este exercício até o final para aproveitar um instante de relaxamento profundo.

Meus comportamentos

Lembre-se do triângulo emoção-pensamento-comportamento, que reflete as experiências da imagem do corpo. Além dos pensamentos, o comportamento que você adotar vai, por sua vez, influenciar os seus sentimentos. Da mesma forma, tome consciência dos comportamentos nocivos para a sua satisfação corporal. Mais tarde, você aprenderá a modificá-los progressivamente. Veja a seguir os comportamentos que alimentam a sua insatisfação corporal.

> "A felicidade é o resultado de uma atitude correta."
> André Comte-Sponville

Parar de fugir

Sua imagem corporal frequentemente leva você a agir aos trancos e barrancos para evitar mostrar seus defeitos aos outros e a si mesmo(a). Logo, você costuma fugir, esconder, conferir ou retocar sua aparência. São comportamentos que podem aliviá-lo(a) no instante imediato, mas que obstruem o caminho da aceitação de si próprio(a) e da sua imagem corporal.

Fugir e evitar

Em suas observações cotidianas, você sem dúvida já se deparou com situações e atividades das quais você costuma fugir. Você se proíbe de fazer certas coisas por causa da sua aparência. Descubra o que você tem o hábito de evitar por não querer se confrontar com a sua insatisfação corporal. Pode ser atividades (aparecer em fotos, dançar, pra-

ticar esportes, olhar-se no espelho, repetir o prato à mesa),
lugares (praia, piscina, cabines de prova em lojas), pessoas
(pessoas críticas, mulheres ou homens atraentes) ou posturas
(posições que permitam algum contato físico, colocar-se de
perfil ou exibir seu queixo duplo).

E você? O que costuma evitar ou do que tem o hábito de fugir?

....

....

....

....

Esconder

Além de fugir ou evitar, você costuma lançar mão de diversos estratagemas para esconder ou camuflar aquilo de que não gosta na sua aparência. Por exemplo, um homem magro pode vestir camisas de manga comprida e calças largas para esconder seus braços e pernas delgados. Ou ainda, um homem careca pode esconder-se debaixo de um chapéu.

E você? O que costuma fazer para esconder os aspectos da sua aparência física que lhe desagradam?

....

....

....

....

....

Retocar a aparência

Além disso, você talvez faça repetitivos esforços para melhorar a sua aparência. Querer atingir a perfeição pode fazer você perder muito tempo, principalmente em eventos sociais especiais. Às vezes, se alguma coisa parece não cair bem, você começa a consertar tudo de novo. Que frustração! De vez em quando, você chega até a maltratar o seu corpo, querendo se livrar daquilo que (a) está incomodando (por exemplo: espremer uma espinha várias vezes para ela sumir rapidinho ou esfregar exageradamente a celulite com uma bucha vegetal, de tanto que ela é insuportável para você).

Os rituais podem ser: passar muito tempo se maquiando, alisar os cabelos, tentar encontrar e combinar as roupas certas para ficar mais magro(a), buscar o penteado ideal, a maquiagem perfeita...

E você?

....
....
....
....
....
....
....
....
....
....
....
....

Conferir a aparência

Os rituais de verificação geralmente coexistem com os de retoque. A constante ideia de que alguma coisa possa estar errada na sua aparência d(a) preocupa e deixa pouco à vontade. Você então pensa: "É melhor conferir".

Os rituais em questão podem ser reações automáticas, pois já se tornaram hábitos bem praticados. Eles podem, por exemplo, consistir em conferir seu peso subindo na balança várias vezes por dia, sua aparência se olhando no espelho, pedindo a opinião dos outros...

E você?

. . . .
. . . .
. . . .
. . . .
. . . .
. . . .
. . . .
. . . .
. . . .
. . . .
. . . .
. . . .
. . . .
. . . .
. . . .
. . . .
. . . .

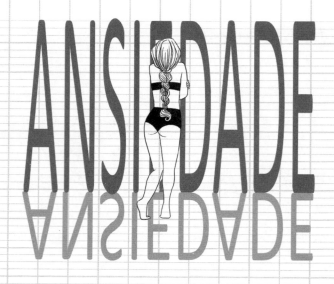

Subir os degraus

Existem provas científicas de que as pessoas conseguem superar a ansiedade delas expondo-se de forma gradual e repetitiva àquilo que temem. É o que chamamos de "habituação". Trata-se de enfrentar seus medos para que eles diminuam. Até agora, você evitou, fugiu, retocou, conferiu, escondeu... O que predominava era a apreensão de parecer feio(a) ou se sentir mal com relação à sua aparência. Obedecer aos seus medos e adotar comportamentos de fuga mantém sua insatisfação corporal.

Enfrente seus comportamentos de fuga inúteis, no intuito de substituí-los por outros mais gratificantes. Para isso, você já aprendeu a maioria das aptidões das quais precisa: o relaxamento do corpo e da mente, bem como o hábito de cultivar uma nova voz interior, aliada essencial para se expor em público.

Utilize essas aptidões, a fim de realizar atividades que você costuma evitar: por exemplo, encontrar pessoas, sair para alguns lugares e adotar posturas que você normalmente evita. Não se preocupe: você fará isso de forma gradual, uma etapa de cada vez. Comece pelo degrau mais baixo e fácil da escada. Deixe a habituação agir. Cada sucesso d(a) fará subir no degrau de cima para dominar experiências mais difíceis. Repense os exemplos de fuga que você anotou acima. Transforme-os em objetivos de mudança para alcançar uma maior satisfação corporal.

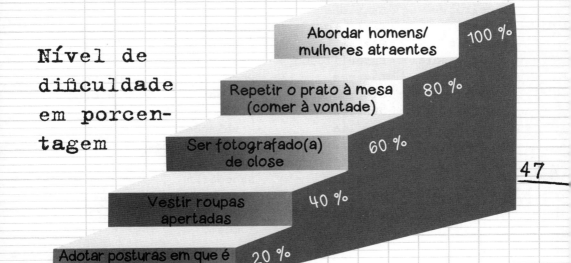

Meus atos e valores

Todos nós temos determinada quantidade de valores na vida. Assim como uma bússola, eles nos indicam as direções que devemos seguir para nos sentirmos realizados. Portanto, eles são essenciais e podem guiar nossos comportamentos cotidianos. O sofrimento surge quando nossos comportamentos não estão em harmonia com nossos valores mais profundos.

A pirâmide dos valores:

Veja a seguir uma lista de valores. **Sublinhe os que forem importantes para você. Classifique-os em seguida por ordem de importância** na pirâmide, sendo que a parte inferior dela corresponde aos valores mais fundamentais, na sua opinião. Vários valores podem ser colocados no mesmo nível da pirâmide. Não hesite em acrescentar seus próprios valores na lista abaixo.

Ambição	Humor	Aventura	Respeito pelos
Amor	Sinceridade	Ecologia	outros
Aparência	Tolerância	Desenvolvimento	Responsabili-
Dinheiro	Gratidão	pessoal	dade
Saúde	Conforto	Harmonia	Vedade
Autonomia	Paz	Generosidade	Trabalho
Contato social	Estabilidade	Prazer	
Dedicação	Lazeres	Poder	Outros
Criatividade	Liberdade	Pureza	valores:
Esporte	Justiça	Qualidade das	
Natureza	Família	relações	
Competência	Sucesso	Amigos íntimos	
Segurança	profissional	Vida conjugal	
Conhecimento	Amizade	Sabedoria	
Religião	Ética	Reputação	
Audácia	Solidariedade	Respeito por si	
Prestígio	Arte	mesmo	

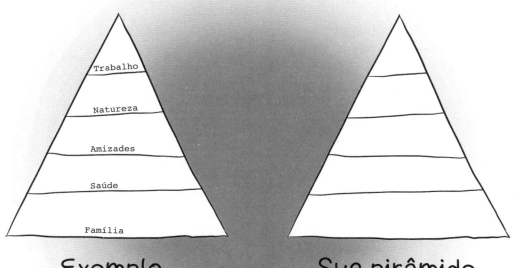

Em que nível se situa a aparência física na sua lista de valores? Que lugar ela ocupa? Será que é realmente o mais importante para você?

- ....
- ....
- ....
- ....

É imprescindível entender o que, a seu ver, é realmente essencial na vida. Observe se você leva uma vida coerente com os seus valores. Será que a sua bússola está apontando a direção certa? Quanto mais você se afastar dos seus valores por causa das suas escolhas, decisões ou prioridades, mais sofrimento você vai sentir.

TER A OUSADIA de seguir os meus valores, agir...

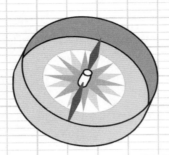

SOFRIMENTO, fugas e tendências a evitar...

Avalie se os seus atos e os comportamentos que você adota estão de acordo com os seus valores mais fundamentais. Você pode descobrir, por exemplo, que o valor "saúde" é muito importante para você. Infelizmente, quando você tem um pensamento do tipo "eu sou horrível", você se fecha e acaba comendo para compensar. Assim, isso coloca sua saúde em perigo e causa sofrimento. É óbvio: você está indo de encontro a um valor básico seu, que é a saúde. Porém, ao utilizar as ferramentas sugeridas neste caderno de exercícios, você pode adotar um pensamento mais realista e instaurar um comportamento em harmonia com os seus valores, o que proporciona então plenitude pessoal. Por exemplo, nadar ou praticar outra atividade esportiva para manter sua saúde lhe trará maior bem-estar.

Agora está na sua vez:

Quais são os comportamentos que eu costumo adotar e que vão de encontro aos meus valores?	Que comportamentos em harmonia com os meus valores eu poderia instaurar?
ex: comer demais	ex: praticar esporte

Comportamentos em harmonia com os seus valores podem tornar-se objetivos de mudança, desafios a integrar na sua escada da coragem de se expor em público. Assim, progressivamente, novos comportamentos nascerão e abrirão espaço para uma maior satisfação corporal.

Você já entendeu: modificar o comportamento e adotar novas maneiras de agir não é nada fácil. No início, o fato de transformar seus hábitos d(a) perturbará. No entanto, agora você está preparad(a) para empreender mudanças: sua nova linguagem interior, a respiração abdominal, sua escada da coragem de se expor em público e sua bússola de valores são instrumentos para ajudar você a chegar lá.

Suba um degrau de cada vez para deixar de sofrer, evitar ou fugir. Avalie seus comportamentos regularmente e tenha a ousadia de seguir seus valores. Esforços progressivos e repetitivos d(a) levarão a um porto seguro. É através das suas novas experiências que você aceitará melhor o seu corpo.

Eu me amo

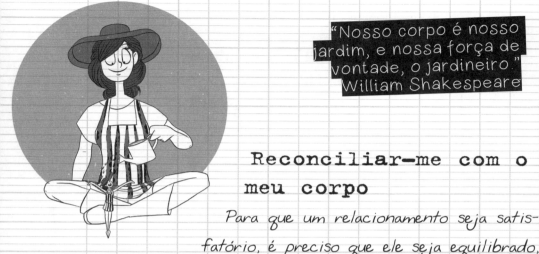

"Nosso corpo é nosso jardim, e nossa força de vontade, o jardineiro."
William Shakespeare

Reconciliar-me com o meu corpo

Para que um relacionamento seja satisfatório, é preciso que ele seja equilibrado, senão ele não dura. Em relacionamentos infelizes, o ato de dar e o de receber não são equilibrados, e as interações negativas pesam mais do que as poucas interações positivas. Se você imaginar o seu corpo como um amigo, chegará a uma única conclusão: você maltratou o seu amigo. No próximo exercício, escreva uma carta para o seu "corpo", como se ele fosse um amigo com o qual você gostaria de fazer as pazes.

Interagir de modo positivo é essencial para melhorar a relação com o seu corpo. Isso implica fazer coisas especiais para suscitar pensamentos e sentimentos positivos a propósito da sua imagem corporal. Através de um esforço consciente, você conseguirá neutralizar suas experiências negativas passadas e recomeçar do zero.

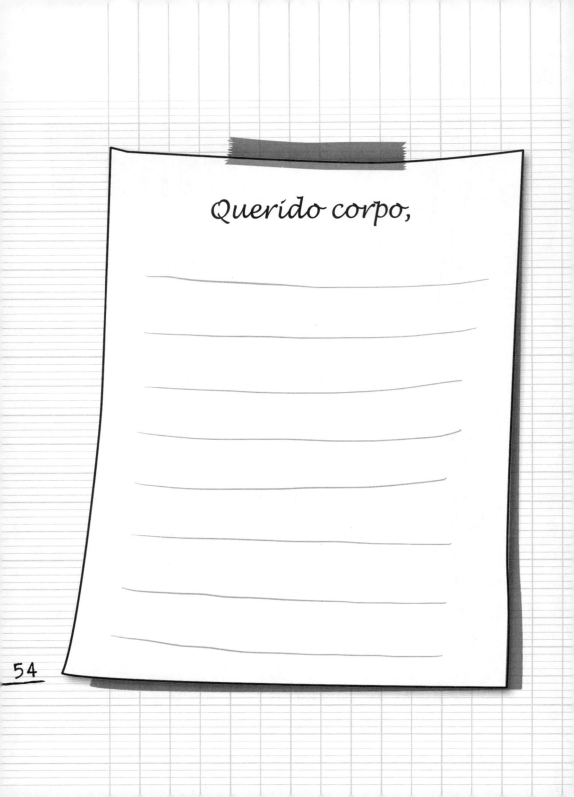

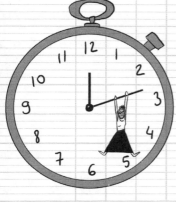

Um minutinho para si mesmo(a)

Aceitar elogios pode ser algo difícil para pessoas que têm uma imagem corporal negativa. No entanto, você vive secretamente na expectativa de receber elogios que (a) acalentem. Além disso, elogio é algo que não existe na sua linguagem interior. Se a sua nova voz interior falar de um jeito mais positivo sobre a sua aparência, sua imagem corporal se baseará menos na opinião dos outros. Ao mesmo tempo, você será capaz de aceitar mais facilmente os elogios que lhe serão feitos.

Faça uma lista dos elogios que você gosta de escutar ou que os outros costumam lhe fazer, anote seus pontos fortes. Todo dia, tire um tempinho para se olhar e ler esses elogios, no intuito de desenvolver uma nova voz interior mais positiva.

Por exemplo: "Você tem olhos lindos"

-
-
-
-
-
-

Da mesma forma, de agora em diante, aceite os elogios que os outros lhe fizerem, agradecendo assim: "Obrigad(a), seu elogio me deixou muito feliz!". Isso contribuirá para aumentar rapidamente a sua autoestima.

Cuidar de si mesmo(a)

Outra importante forma de tratar o seu corpo decentemente é através de três grandes categorias de experiências corporais: a saúde e a forma física, as experiências ligadas às sensações e à aparência física. Algumas dessas atividades lhe proporcionam um prazer inebriante, enquanto outras lhe propiciam uma sensação de domínio do seu corpo.

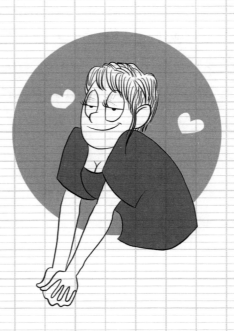

Escreva pelo menos quatro atividades ligadas à saúde e à forma física que você gostaria de realizar em breve:

Por exemplo: Voltar a andar de bicicleta

–

–

–

–

Escreva pelo menos quatro atividades ligadas às sensações que você gostaria de realizar em breve:

Por exemplo: Relaxar em um spa ou termas

–

–

–

–

Escreva pelo menos quatro atividades ligadas à aparência que você gostaria de realizar em breve:

Por exemplo: Pegar um bronzeado

–

–

–

–

"Há uma coisa que nos reflete mais do que o nosso rosto: é a nossa fisionomia. E há uma coisa que nos reflete mais do que a nossa fisionomia: é o nosso sorriso."
Victor Hugo

Sorrir

Pode ser que, em face do mundo exterior, você adote um semblante e atitude fechados. Tal postura revela o seu mal-estar emocional. Pois bem, ao se relacionar com os outros, sua expressão facial tem tanto - senão até mais - impacto quanto o conteúdo das suas palavras. Enquanto um sorriso manifesta sua sociabilidade e interesse, o que, por isso mesmo, atrai as pessoas, uma cara fechada exprime hostilidade e desperta desconfiança nos outros.

Um olhar cabisbaixo e um rosto crispado aprisiona você no seu universo de convicções irracionais, no qual os outros são hipoteticamente críticos e impiedosos. Ele afasta você dos outros.

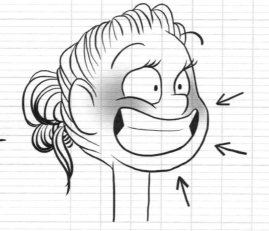

Abra os olhos, levante a cabeça, observe os outros e sorria. Um extraordinário potencial de relacionamentos se abrirá para você!

Minha autoestima

A autoestima e a autoconfiança são os alicerces do nosso ser. Ter confiança em si não significa se tornar perfeito, infalível ou inabalável, como frequentemente se pensa por aí. É, em vez disso, aprender a tolerar a si mesma(a) do jeito que você é, com seus defeitos e qualidades. É aí que uma força inimaginável pode brotar.

Cinco qualidades de um(a) amigo(a) meu(minha):

Pense em um(a) amigo(a) de quem você realmente goste muito. Escreva na lista da direita cinco qualidades que fazem com que você tenha consideração pela pessoa em questão (p. ex., ela é engraçada, inteligente etc.). Na lista da esquerda, anote os opostos dessas qualidades (p. ex., rabugento pode ser o contrário de engraçado, e burro, o contrário de inteligente). Em seguida, dê uma nota de 0 a 10 a cada uma das virtudes do(a) amigo(a): em outras palavras, em que medida a qualidade está presente nele(a) (p. ex., ele(a) tira nota 8 em inteligência, é engraçado(a) com 7 de intensidade). Para isso, marque um X nas escalas abaixo com uma caneta azul.

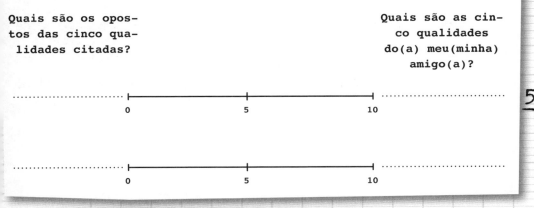

Quais são os opostos das cinco qualidades citadas?

Quais são as cinco qualidades do(a) meu(minha) amigo(a)?

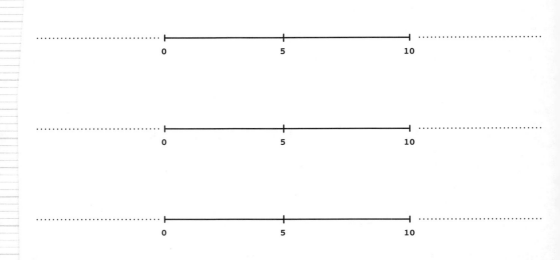

Após terminar esta etapa, pense em si mesmo(a). Pegue uma caneta verde. **O quanto você tem em comum as mesmas cinco qualidades? Coloque um X verde para indicar as suas notas nas escalas acima.**

Você gosta do(a) seu(sua) amigo(a) por causa das qualidades mencionadas. Se você tiver algumas delas em comum, isto significa que você é alguém que merece consideração. Você não aprecia seu(sua) amigo(a) por causa da aparência dele(a), mas sim pelas qualidades interiores que ele(a) tem. O mesmo vale para você.

Conclusão

Parabéns! Você chegou ao fim deste caderno de exercícios. Você deu o melhor de si, e seus esforços serão recompensados. Continue melhorando, prepare-se hoje para o amanhã. Vale a pena!

Ao longo de todas estas páginas, tentamos ajudar você a compreender sua insatisfação corporal, além de ver como ela se estabeleceu na sua vida e ainda se mantém hoje. Sugerimos ferramentas para auxiliá-lo(a) a se sentir melhor com o seu corpo, tolerar seus defeitos e aceitar suas imperfeições, no intuito de levar uma vida repleta de sentido e em harmonia com os seus valores. Algumas modificações se operam hoje na sua maneira de se enxergar, falar consigo mesmo(a), comportar-se e amar a si mesmo(a). Esperamos que estas poucas reflexões sobre a imagem do corpo sejam o ponto de partida para você adotar uma nova maneira de se relacionar com o mundo, com os outros, consigo mesmo(a) e com o seu corpo.

Referências

CASH, T.F. *The Body Image Workbook*: An 8-Step Program for Learning to Like your Looks. Oakland: New Harbinger Workbooks, 1997.

KOTSOU, I. *Caderno de exercícios de inteligência emocional*. Petrópolis: Vozes, 2011.

MARREZ, A. *Mémoire sur l'insatisfaction corporelle chez les personnes obèses*: groupe thérapeutique. 2007.

MILLER, W.R. & ROLLNICK, S. *Entrevista Motivacional* — Preparando as pessoas para a mudança de comportamentos adictivos. Porto Alegre: Artmed, 2001.

NEF, F. & HAYWARD, E. *Accepter son corps et s'aimer*. Paris: Odile Jacob, 2008.

THALMANN, Y.-A. *Petit cahier d'exercices de psychologie positive*. Genebra: Jouvence, 2012.

TIGNOL, J. *Les défauts physiques imaginaires*. Paris: Odile Jacob, 2006.

VAN STAPPEN, A. *Caderno de exercícios para cuidar de si mesmo*. Petrópolis: Vozes, 2013.

Acesse a coleção completa em

livrariavozes.com.br/colecoes/caderno-de-exercicios

ou pelo Qr Code abaixo

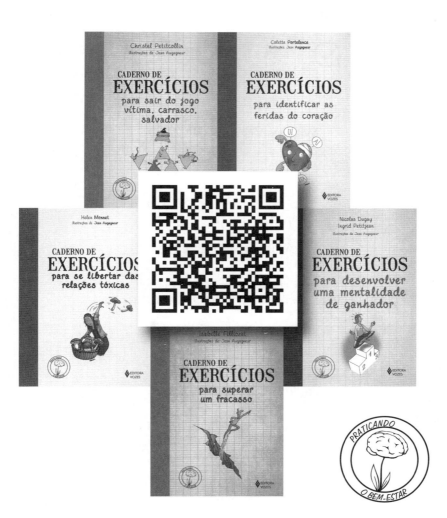

Conecte-se conosco:

facebook.com/editoravozes

@editoravozes

@editora_vozes

youtube.com/editoravozes

+55 24 2233-9033

www.vozes.com.br

Conheça nossas lojas:
www.livrariavozes.com.br

Belo Horizonte – Brasília – Campinas – Cuiabá – Curitiba
Fortaleza – Juiz de Fora – Petrópolis – Recife – São Paulo

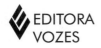 Vozes de Bolso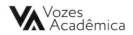

EDITORA VOZES LTDA.
Rua Frei Luís, 100 – Centro – Cep 25689-900 – Petrópolis, RJ
Tel.: (24) 2233-9000 – E-mail: vendas@vozes.com.br